I0060238

QUELQUES OBSERVATIONS

DE FRACTURES

DES ARTICULATIONS.

PAR M. EUGÈNE BERMOND, D.-M.,

Chef interne à l'Hôtel-Dieu Saint-André de Bordeaux.

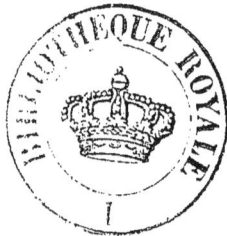

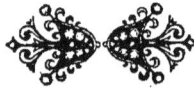

BIBLIOTHEQUE ROYALE

BORDEAUX,

IMPRIMERIE DE BALARAC JEUNE,

RUE DES TROIS-CONILS, 8.

—

1840.

1

QUELQUES OBSERVATIONS

DE

FRACTURES DES ARTICULATIONS;

Par M. Eugène Bermond, D.-M.,

Chef interne à l'Hôtel-Dieu Saint-André de Bordeaux.

I. FRACTURES DU COUDE.

PREMIÈRE OBSERVATION.

Désépiphysation de l'extrémité inférieure de l'humérus gauche, avec luxation des deux os de l'avant-bras.— Amputation du bras. — Mort. — Nécropsie.

Catherine Bertomieu, de Latresne (Gironde), âgée de dix ans, chevauchait, le 17 octobre 1839, en compagnie d'un jeune garçon placé en selle au devant d'elle. Dans un mouvement de peur, elle perd l'équilibre, s'accroche au cavalier et l'entraîne dans sa chute, qui porte principalement, si ce n'est exclusivement, sur le coude gauche. Deux heures après l'accident, elle est transportée à l'Hôtel-Dieu Saint-André ; j'arrive peu d'instans après, et j'observe un gonflement très-considérable de l'articulation du coude gauche, le raccourcissement du membre, une saillie antérieure formée par l'extrémité inférieure de l'humérus fort au dessous de la ligne qu'elle doit garder habituellement, une ascension proportionnelle de l'olécrâne se dessinant un pouce plus haut que le niveau des condyles huméraux; le cubitus a conservé ses rapports avec la tête du radius, dont la cupule tout entière se sent très-bien sous la peau; l'avant-bras est dans l'extension, et la main dans la pronation complète. D'après cet examen attentif, mais rapide, à cause de la douleur excessive excitée par le moindre contact des parties, il est facile de reconnaître une luxation en arrière des os de l'avant-bras : toutes les tentatives de réduction faisant éprouver des souffrances atroces, je juge à propos de m'en abstenir, et de les ajourner à l'époque où les accidens inflammatoires qui ont éclaté si vite avec une telle énergie auront été amendés. (Saignée, vingt sangsues, cataplasme.)

Pendant les jours suivans, la tuméfaction semble avoir fait des progrès, au lieu de diminuer. Sous l'empâtement général des tissus se fait sentir une collection liquide; elle paraît plutôt séreuse que purulente en raison de l'absence de toute espèce de rougeur aux tégumens. Nouvelle application de sangsues le 21 octobre. Continuation des cataplasmes.

Le 23, un point culminant, injecté, circonscrit, se distingue du reste de la tuméfaction au niveau de la tête du radius; une fluctuation s'y fait sentir; la ponction fait sortir un pus jaune et bien lié.

Le 30, un nouveau foyer purulent apparaît au côté interne et un peu postérieur de l'articulation; la

peau s'amincit, se perfore à ce niveau, et laisse
échapper un pus assez abondant ; bientôt on aperçoit
et l'on touche à travers cette ouverture l'extrémité
inférieure de l'humérus, tellement rugueuse et iné-
gale que la désépiphysation ne peut être mise en doute.

6 novembre. — La fièvre depuis deux jours a perdu
le type continu. Les exacerbations se déclarent régu-
lièrement à deux heures de l'après-midi. L'amaigrissement, la teinte jaunissante du facies, l'accroissement
de la suppuration qui semble avoir envahi déjà toute
la moitié inférieure du bras, l'issue de l'humérus à
travers la plaie indiquent d'une manière pressante
l'amputation. La malade ne s'y résigne qu'après de
fortes protestations de refus. Elle est pratiquée le 9,
par M. Chaumet. — Quelques traces de pus se sont
rencontrées dans les chairs lors de la première section,
et ont été emportées par le second coup de couteau
donné au niveau de la peau fortement rétractée. Le
tissu musculaire a une compacité plus grande qu'à
l'état naturel ; on dirait une sorte d'hépatisation. Les
bords de la plaie ont été rapprochés dans le sens antéro-postérieur, et maintenus en contact par de simples
bandelettes agglutinatives. (Potion calmante.)

Examen du membre amputé. — Extrémité inférieure de l'humérus tout-à-fait dégarnie de son épiphyse articulaire, dont quelques rudimens épars se
rencontrent au milieu des chairs ; elle s'est fait
jour au dehors, en déchirant les fibres du brachial
antérieur, et en passant obliquement entre la portion interne du triceps et le biceps. Le tendon de

ce dernier est fortement rejeté par l'os en dehors, et a entraîné dans cette déviation les artères humérale, radiale et cubitale. Le brachial antérieur, presque complètement détruit, n'a guère conservé qu'une portion très-courte de son tendon à son attache au cubitus. Les extrémités articulaires supérieures des radius et cubitus, fort remontées derrière l'humérus, ont subi quelques dégradations de peu d'importance à la périphérie des cartilages d'encroûtement ; le ligament annulaire du radius, qui s'est maintenu en pronation complète, est intact : à son côté externe est fixée une aiguille osseuse, arrachée par le ligament latéral correspondant à la tubérosité externe de l'humérus. Toutes ces parties sont baignées par la suppuration ; quelques débris osseux et cartilagineux se rencontrent au milieu des chairs.

15 novembre, levée du premier appareil. — Les bords de la plaie sont agglutinés par une interposition de bourgeons charnus bien développés, mais un peu pâles. Le trajet du fil jeté sur l'humérale donne un peu de pus ; jusqu'à ce jour, le pouls est resté peu fréquent ; les nuits ont été assez bonnes ; l'appétit tourmente la malade ; la langue est restée humide, plutôt pâle que rouge ; toutefois, on remarque avec peine la taciturnité et l'air de tristesse habituel de la malade. Elle est indocile, volontaire, et de même qu'elle s'était refusée énergiquement à l'opération, elle n'a voulu encore goûter d'aucune potion ; par courts intervalles, les pommettes sont injectées ; légère teinte ictérique de la face.

20 novembre. — Persistance de l'air profondément chagrin et de la taciturnité de la malade. Elle ne sort de son apathie que pour exiger des alimens; des exacerbations fébriles ont suivi des concessions presque forcées sur ce point. Ce matin, à six heures, accès fébrile précédé par quelques frissons.

21 novembre. — L'accès se manifeste à la même heure, mais beaucoup plus violent ; il se reproduit à trois heures de l'après-midi. (Potion avec 3 grammes extrait de quinquina et un décigramme extrait gommeux d'opium.)

25. — Pendant ces derniers jours, la malade est restée pâle et avec sa taciturnité habituelle; des accès fébriles, débutant par de violens frissons, et se terminant par une chaleur ardente et une fréquence extrême du pouls (160), ont apparu deux fois par jour; langue naturelle ; léger tremblement de la langue ; soubresauts légers et continuels des tendons. Quelques douleurs ont été ressenties au côté gauche du thorax; décubitus constant de ce côté; toute autre position occasionne une gêne très-marquée de la respiration. Soupçon d'épanchement pleurétique ; la plaie du moignon fournit peu de pus , offre toujours des bourgeons pâles, agglutinant faiblement les bords. (Même prescription ; vésicatoires aux jambes.)

27. — Pouls très-fréquent ; langue humide et pâle ; cri plaintif, incessant, sans que la malade, lorsqu'on l'interroge, puisse accuser aucune douleur locale; prostration très-grande ; soubresauts des tendons; vésicatoires aux cuisses. Mort dans la nuit.

Nécropsie, le 28, à dix heures du matin. — La plaie du moignon est cicatrisée dans toute son étendue, à l'exception d'un point béant à l'angle postérieur (c'est par là que passait le fil de la ligature de l'humérale), où vient aboutir un clapier sous-cutané longeant le bord interne de l'humérus. Toutefois, en incisant l'aponévrose sous-jacente à ce clapier, le bistouri tombe sur de petits foyers de pus jaune disséminés entre les muscles biceps et coraco-brachial. Plus haut, et immédiatement au-dessous de l'apophyse-coracoïde, existe une espèce de caverne purulente de près d'un pouce de diamètre. Les tuniques externes des veines humérales sont noirâtres et pulpeuses ; mais ces vaisseaux ne contiennent pas de pus : la même remarque avait été faite pour les veines superficielles. Le bout de l'humérus présente une rondelle nécrosée touchant à la cicatrice des tégumens sans y adhérer. Périoste intact, ainsi que l'articulation scapulo-humérale.

Poitrine. — Cavité pleurale gauche entièrement remplie d'un liquide jaunâtre et tapissée partout d'une couche crêmeuse. Le poumon aplati, réduit à une lame très-mince, est appliqué au médiastin, comme dans les épanchemens pleurétiques anciens, abondans.

Plèvre droite exempte d'altération ; le poumon de ce côté est d'un pâle blanchâtre ; on le dirait très-sain au premier coup-d'œil, mais, en le retirant de sa cavité, on voit presque toute l'étendue de son lobe inférieur parsemé de plaques irrégulières, d'un

blanc jaunâtre , formées par du pus concret ou à
peine fluide. Ces plaques, variant de dimension et
de formes , n'envahissent la substance du poumon
guère au-delà de sa périphérie, et sont entourées d'une
zône légèrement noirâtre. Sur le lobe moyen se rencontrent quelques taches noirâtres contrastant avec la
couleur blanche de ce lobe; elles correspondent à des
lobules pulmonaires simplement hypérémiés dans une
étendue peu profonde. L'une d'elles présente dans son
centre quelques gouttes de pus liquide.

Rien d'anormal dans les organes circulatoires, pas
plus que dans aucun viscère des autres cavités.

DEUXIÈME OBSERVATION.

Désépiphysation de l'extrémité inférieure de l'humérus;
issue de cette extrémité à travers une perforation de
la peau; résection; guérison.

Boiry (Marc), de Beliet (Gironde), âgé de dix
ans, jouait à la course avec ses camarades, le 24
mars 1839; tout-à-coup il tombe sur le coude gauche , engagé sous d'autres enfans qui s'étaient pré-
cipités sur lui. Le chirurgien du lieu se borne à
appliquer un appareil contentif au membre lésé.
Deux jours après seulement, le malade se rend à
l'Hôtel-Dieu Saint-André. Les parties blessées sont
mises à découvert, et nous voyons alors, un peu au-
dessus du pli du coude , une perforation de la peau
remplie par l'extrémité inférieure de l'humérus. La

portion de l'os, ainsi échappée au dehors, est d'environ dix lignes. On y reconnaît les fossettes destinées à recevoir pendant la flexion la tête du radius et l'apophyse coronoïde du cubitus ; mais la rangée articulaire n'existe plus ; un simple rebord frangé indique qu'elle a été séparée complètement à son point d'union avec le reste de l'os. L'axe de l'humérus est porté en avant, de manière à former avec le plan de l'avant-bras un angle obtus. Le gonflement de l'articulation est peu considérable et sans ecchymose. Celle-ci n'est douloureuse que lorsqu'on essaie de dégager la portion de l'humérus que serre fortement la circonférence de la plaie, et, sans perdre du temps à des tentatives reconnues inutiles, M. Chaumet procède immédiatement à la résection de cette portion. Pour cela, une incision débride supérieurement la plaie dans l'étendue d'un pouce, pendant qu'une pression faite en arrière de l'humérus le chasse en avant. On maintient le biceps refoulé en dedans à l'aide d'une spatule, qui sert ensuite à protéger les chairs contre l'action de la scie. Celle-ci fait une coupe oblique de haut en bas, et d'arrière en avant, de manière à emporter un demi-pouce de l'extrémité humérale préalablement dépouillée de tout revêtement charnu et de périoste. Une petite incision transversale avait agrandi en dehors la plaie de manière à faciliter ces manœuvres qui ont eu lieu sans hémorragie. Aucun débris ne restant dans la plaie, il est à présumer que toute la portion épiphysaire s'est dispersée sur le sol lors de l'accident : l'œil peut apercevoir la surface cartilagineuse libre de la tête du radius. Des bandelettes agglutinatives tiennent rapprochés les bords de la plaie. Une compresse fenêtrée, de la charpie et des languettes sont ensuite appliquées. Enfin trois attelles en carton, coudées à l'endroit de l'articulation du membre qui a été mis préalablement dans la demi-flexion, l'enveloppent, à l'exception du côté antérieur, et sont maintenues par un bandage roulé, étendu depuis la main jusqu'à la partie supérieure du bras. (Diète. — Pot. calm.)

Depuis ce moment, le malade n'a ressenti aucune douleur ni aucune agitation fébrile, et a joui pendant les nuits d'un sommeil long et paisible.

Aujourd'hui 31 mars, c'est-à-dire au cinquième jour depuis l'opération, l'appareil est enlevé pour la première fois : la plaie est déjà entièrement comblée par des bourgeons vermeils du plus bel aspect.

4 avril. — Le malade n'a jamais cessé de jouir d'un calme parfait; un peu de pus jaune et crémeux sort du centre des bourgeons en pressant la partie postérieure du coude.

7. — La plaie ne fournit presque pas de pus; elle se resserre de plus en plus.

9. — On applique un bandage amidonné composé d'un double plan de bandelettes de Scultet et de carton convenablement arrangées pour maintenir l'avant-bras dans la demi-flexion.

Au bout d'un mois, la plaie est entièrement cicatrisée.

TROISIÈME OBSERVATION.

Désépiphysation de l'extrémité inférieure de l'humérus gauche. — Variole. — Arthrites multiples. — Mort. — Nécropsie.

Jean Grousset, de Carignan (Gironde), âgé de onze ans, est admis à l'hôpital Saint-André le 24 décembre 1839, pour y être traité d'un gonflement considérable du coude gauche, survenu à la suite d'une chute récente sur cette partie dans un faux pas. La tuméfaction est telle, que l'appréciation des désordres survenus dans le rapport ou la continuité des parties osseuses est ajournée jusqu'après le dégorgement par les moyens antiphlogistiques. Ils sont employés énergiquement, en même temps que le membre repose sur un coussin, et est enveloppé par des bandelettes superposées d'après la méthode de Scultet, et tenues constamment arrosées par de l'eau froide.

Le cinquième jour (29 décembre), la diminution de l'engorgement inflammatoire nous permet pour la première fois de nous livrer à des explorations minutieuses de diagnostic. L'avant-bras est constamment un peu fléchi et dans la pronation complète. Les apophyses olécrâne, épicondyle et épitrochlée sont au même niveau ; une saillie osseuse, appartenant à l'humérus, proémine dans le pli du coude de manière à faire croire au premier coup-d'œil à un déplacement en avant de l'extrémité inférieure de cet os ; mais j'ai de la peine à concilier cette supposition avec la conservation de la rainure circulaire que l'on sent comme d'ordinaire interposée entre le condyle huméral et la tête du radius. Si l'on comprime avec le pouce au-dessus de l'olécràne, on y trouve une sorte de dépression que la vue seule ne pourrait pas même soupçonner, ce qui ajoute cependant à la présomption du déplacement indiqué. Enfin, lorsqu'on imprime un mouvement antéro-postérieur à l'extrémité inférieure de l'humérus, on entend assez distinctement une crépitation, indice de fracture.

8 janvier 1839. — Le dégorgement de l'articulation du coude étant complet, on se livre aux manœuvres suivantes. Pendant qu'un aide exerce une très-forte traction sur l'avant-bras, en même temps qu'il l'incline dans une supination parfaite, on réduit l'humérus en pressant d'avant en arrière la saillie que forme son extrémité inférieure. Puis l'avant-bras est maintenu fléchi à angle droit par le bras, au moyen de cartons brisés à l'endroit du coude et compris entre des bandelettes de linge superposées et amidonnées.

Douze jours étaient à peine écoulés, lorsque l'enfant qui n'avait jamais été vacciné est pris de variole, avec la fièvre et les symptômes qui caractérisent son début. Pendant la période de suppuration, douleur excessive et violente au coude droit, qui, sans être tuméfié, ne peut éprouver le moindre mouvement sans que les cris les plus perçans soient aussitôt proférés. Les applications réitérées des sangsues et les cataplasmes émolliens n'apportent aucun soulagement.

Bientôt les deux genoux sont affectés de douleurs égalementment intolérables et également rebelles à tous les moyens calmans. Le petit malade tient constamment les jambes étendues et immobiles ; il ne peut supporter le moindre changement de position ; il en est de même pour le bras droit ; l'articulation du coude gauche n'est le siége d'aucune douleur. Le malade tombe progressivement dans le marasme ; des escarres se manifestent au sacrum. Mort le 13 mars 1840.

NÉCROPSIE.

Le *coude gauche*, débarrassé de l'appareil inamovible, est examiné dans ses formes. Les trois éminences olécrâne, épicondyle et épitrochlée occupent leur place naturelle respective. Il existe encore dans le pli du coude une saillie osseuse prononcée, formée par l'extrémité inférieure de l'humérus ; la tête du radius exécute en liberté les mouvemens de rotation dans le lieu ordinaire ; les mouvemens de pronation et de supination de l'avant-bras sont en effet entièrement libres ; la flexion et l'extension ne peuvent pas être complètes ; la première ne peut pas atteindre l'angle droit. La dissection des parties molles, dirigée avec soin, nous montre toute l'épaisseur de l'extrémité inférieure de l'humérus dégarnie de son épiphyse et faisant saillie dans le pli du coude. Le cartilage épiphysaire se découvre derrière elle parfaitement intact ; la trochlée et le condyle qu'il supporte n'ont pas abandonné leur rapport avec l'olécrâne et la tête du radius, qui roulent comme à l'ordinaire sur leurs surfaces polies : les ligamens latéraux, le ligament annulaire du radius sont très-bien conservés. En un mot, les surfaces articulaires de l'humérus, du radius et du cubitus sont dans un état normal de situation et de texture; tout le désordre se réduit à une fracture de l'extrémité inférieure de l'humérus à son point d'union avec l'épiphyse, celle-ci ayant seule conservé sa place et ses rapports naturels avec les deux os de l'avant-bras.

Le coude droit n'a offert aucune altération dans les parties molles. Toutefois, la synoviale articulaire était d'un rouge foncé : la grande cavité sygmoïde du cubitus était rongée superficiellement, sauf dans sa partie marginale où le cartilage d'incrustation était resté intact; même abrasion centrale de la cupule articulaire de la tête du radius, avec conservation du cartilage du pourtour. Il est à présumer que ces dégradations ont été le résultat de la séparation brusque des surfaces articulaires récemment ankilosées; car en étendant un peu vivement l'avant-bras, préalablement à toute dissection, un craquement s'était fait entendre.

L'articulation du genou droit était rempli d'un pus légèrement verdâtre; néanmoins les cartilages se faisaient remarquer par l'éclat de leur blancheur et de leur poli, comme dans le cas d'abcès articulaire par suite de résorption purulente.

Rien de particulier dans le genou gauche.

Les autres détails de la nécropsie n'ont présenté aucune circonstance bien intéressante.

*Fracture sous-olécrânienne du cubitus gauche, avec
luxation du radius.*

Vallée (Eugène), âgé de treize ans, chaudronnier,
est reçu à l'hôpital Saint-André le 10 décembre 1839,
à l'occasion d'une chute qu'il a faite sur le coude
gauche, pendant qu'un de ses camarades, tombant
avec lui, ajouta le poids de son corps au sien. Le
gonflement de l'articulation est peu considérable, et
n'empêche pas d'apprécier les circonstances suivantes :

Dépression marquée exactement en dessous de la
base de l'olécrâne, avec crépitation quand on presse
sur cette région. Cette dépression semble être due à
l'impulsion en avant, communiquée au fragment
cubital supérieur par l'action du tendon du brachial
antérieur. La saillie de l'épicondyle de l'humérus se
sent à sa place naturelle ; mais presqu'à la même
hauteur et sur un plan antérieur, le doigt touche
une tête arrondie, terminée par une cupule : on ne
peut méconnaître l'extrémité supérieure du radius
qui a abandonné le condyle de l'humérus pour se
glisser au-devant de lui. Le malade tient l'avant-bras
légèrement fléchi et dans une pronation complète.
(Quinze sangsues sous l'articulation. — Cataplasme.)

Le lendemain, je procède à l'application du bandage ordinaire de fracture sur l'avant-bras préalablement tenu dans un léger degré de flexion. L'attelle

postérieure n'atteint pas le fragment cubital supérieur, de crainte de favoriser son impulsion naturelle en avant : déjà toute tentative avait été reconnue impuissante pour le repousser en arrière et le mettre de niveau avec le fragment inférieur.

13 décembre. — La tuméfaction et la douleur un peu augmentée des parties obligent d'enlever l'appareil. (Nouvelle application de sangsues.)

16. — Réapplication de l'appareil après la réduction préalable de la tête du radius favorisée par une extension énergique : il a été impossible cette fois encore d'effacer la dépression sous-olécrânienne, faute de moyen d'action sur le fragment cubital supérieur.

29. — L'examen des parties nous fait constater pour la première fois qu'un petit corps arrondi, mobile, se trouve interposé entre l'épicondyle et la tête du radius, qui s'est placée, comme nous l'avons déjà dit, en avant de lui. Serait-ce le condyle épiphysaire de l'humérus qui serait détaché?

9 janvier 1840. — La petite pièce mobile déjà indiquée ne se sent plus; mais la tête du radius se reconnaît toujours en avant de sa place naturelle. Le tendon du biceps est fortement tendu. La dépression sous-olécrânienne a presque complètement disparu.

Le malade sort le 7 mars dans l'état suivant : Les trois apophyses olécrâne, épitrochlée et épicondyle de l'humérus ont conservé leurs rapports respectifs. Seulement, sur un plan antérieur à l'épicondyle, on sent une quatrième éminence dont la forme et la cupule qui la termine font voir qu'il s'agit de la tête du radius déplacée en avant ; cette éminence joue dans les mouvemens de pronation, de supination, de flexion et d'extension. La flexion de l'avant-bras ne peut guère dépasser l'angle droit ; l'extension se fait également d'une manière incomplète.

Fracture de l'extrémité inférieure de l'humérus droit. — Phlébite. — Mort.

Pontet (Jean), de Lenère (Hautes-Pyrénées), domestique, âgé de vingt-huit ans, d'un tempérament très-fort et très-robuste, conduisait une voiture le 11 février 1839. Il veut fouetter les chevaux ; le fouet s'engage dans l'attelage ; il veut le retirer, la ficelle casse ; il tombe, et la roue de la voiture passe sur son bras droit. Il est transporté le même jour à l'hôpital Saint-André. Nous reconnaissons une fracture avec mobilité très-grande à un pouce au-dessus de l'extrémité inférieure de l'humérus droit. En engageant le doigt dans la plaie circulaire qui existe grande comme un écu de cinq francs, au niveau de l'épicondyle, on touche un fragment détaché en partie, qui paraît appartenir à l'épicondyle, et, de plus, quelques petites esquilles osseuses adhérentes aux chairs. M. Puydebat, alors de service, me consulte pour l'amputation ; mais, nous fondant sur ce que l'articulation du coude est intacte, quoique tuméfiée, nous tentons de sauver le membre. (Saignée du bras.) Plumasseau enduit de cérat sur la plaie ; la région fracturée est enveloppée de bandelettes de Scultet constamment arrosées par de l'eau froide.

Le lendemain, deux nouvelles saignées, à cause de la force athlétique de l'individu.

13 février. — Pouls fréquent et plein ; le malade s'inquiète beaucoup sur le sort de son bras; le moindre mouvement qu'on lui imprime excite de vives douleurs. Une application de sangsues au coude détermine beaucoup de soulagement; peu de gonflement. Langue avec deux traînées blanches latérales, et le milieu un peu brun, sans être sec. Soif considérable.

15. — Légère teinte ictérique des conjonctives ; douleur très-vive à la région fracturée ; suppuration assez abondante; même état de la langue; soif.

16. — Constipation ; un purgatif fait évacuer une quantité énorme de fèces. Les jours suivans, accès fébriles deux fois répétés tous les jours; suffusion ictérique générale très-prononcée. (Décoction de quinquina avec 3 grammes camphre. — Limonade vineuse. — Lait ou bouillon.) Trouble dans les idées la nuit, quelquefois le jour.

22. — Dans la nuit, mouvemens désordonné, suite du délire. — Soubresauts des tendons.

23. — Mort.

24. — Nécropsie.

Articulation du coude droit pleine de pus ; l'inflammation y a pénétré, par suite de son voisinage, avec la fracture; celle-ci est transversale, assez nette, et placée à un travers de doigt seulement au-dessus des surfaces articulaires ; une lame osseuse, d'un

demi-pouce de long, a été écornée immédiatement en
dessus de l épicondyle.

Veines du bras, à partir du lieu de la fracture,
enflammées et pleines de pus jusqu'à l'épaule, dont
l'articulation est pleine de pus.

Poitrine. — Les deux poumons sont remplis de
noyaux tuberculeux sous forme de points jaunâtres,
disséminés, et de nouvelle formation. — (Abcès tuberculeux.)

Abdomen. — Le foie est exempt d'altération; poin-
tillé léger, insignifiant, de la muqueuse gastrique.

—

II. FRACTURES DU GENOU.

SIXIÈME OBSERVATION.

*Fracture du fémur au-dessus de l'article, prise d'abord
pour une luxation simple du tibia en arrière. —
Gastro-entérite compliquée d'érysipèle phlycténoïde.
— Mort. — Nécropsie.*

François Latour, d'Auch, âgé de dix-huit ans,
menuisier, d'un tempérament fort et sanguin, s'était
endormi, le 8 juillet 1839, à quatre heures du
matin, assis sur une borne, en attendant l'arrivée
d'un de ses camarades. Il tombe dans cette position,
et son genou gauche porte violemment contre le sol.
Cinq heures après, il est transporté à l'Hôtel-Dieu
Saint-André, et voici ce que j'observe : Gonflement considérable du genou gauche; jambe un peu
fléchie sur la cuisse : celle-ci est légèrement tuméfiée et un peu arquée en avant; le malade la sou-

tient constamment avec la main ; rotule fortement
écartée des condyles du fémur, que l'on ne sent qu'en
déprimant une forte collection de liquide; c'est surtout entre le bord supérieur de l'os sésamoïde et
l'échancrure intercondylienne qu'apparaît un vaste
hiatus, formé par leur éloignement réciproque. La
mobilité exagérée de la rotule placée au centre d'une
fluctuation très-évidente , ferait croire au premier
coup-d'œil qu'elle a été complètement isolée du tendon du triceps crural. Enfin, on touche dans le creux
du jarret une forte saillie formée par le recul de la
plate-forme du tibia luxé en arrière. Je pense à la
possibilité d'une rupture du tendon droit antérieur
de la cuisse, que A. Cowper dit avoir observée deux
fois, et en même temps à la rupture du ligament
rotulien , comme il en est donné un exemple dans
l'ouvrage du même auteur. Aidé par M. Rousset,
premier élève interne, je réduis à l'instant même, et
sans exercer de forte traction (1) présumée, la luxation
du tibia. La rotule reprend sa place normale dans la
poulie intercondylienne , mais en gardant sa mobilité exagérée. Une autre remarque nous frappe. En
comparant les deux cuisses rapprochées l'une de
l'autre, nous constatons que les condyles du fémur
gauche sont au-dessous du niveau de ceux du fémur
opposé, et partant un allongement de la cuisse du
côté malade. Nous sommes tentés d'inférer de là

_____

(1) La nécropsie a démontré , d'après l'état des ligamens ,
qu'il s'opérait vraisemblablement alors la réduction du fragment supérieur du fémur.

qu'il existe une fracture au-dessus des condyles fé-
moraux, et que les tractions avaient éloigné l'un
de l'autre les fragmens ; mais l'absence de toute
crépitation nous tient réservés sur ce point. Le membre inférieur est maintenu étendu dans toute sa longueur et immobile. Saignée du bras ; le soir, quarante sangsues autour du genou ; cataplasmes ; diète.

Le lendemain, 9 juillet, réaction fébrile avec céphalalgie ; langue un peu blanche ; nouvelle saignée du bras. Le soir, épistaxis ; application de tren-
te sangsues. Le membre est tenu couché sur la face
externe et dans la demi-flexion. Limonade.

10. — Même appareil de symptômes d'une fièvre
gastro-bilieuse ; céphalalgie intense ; deux épistaxis
dans la journée ; cinq sangsues sont posées derrière
chaque oreille. En ôtant le cataplasme, nous aper-
cevons la peau très-rouge et couverte de phlyctènes.

11. — L'érysipèle phlycténoïde s'est étendu à une
partie de la cuisse ; douleur et engorgement des gan-
glions inguinaux correspondans. (Limonade avec
16 grammes crème de tartre ; vingt-cinq sangsues à
la région inguinale ; potion avec 32 grammes sirop
de morphine.)

12. — Presque toute la cuisse est envahie par la
rougeur érysipélateuse et par d'énormes phlyctènes.
La fièvre est intense, mais la céphalalgie est moindre ; langue toujours blanche ; douleur vive à l'épigastre. (Tisane d'orge, édulcorée avec le sirop de
capillaire ; potion avec 3 décigrammes extrait gommeux d'opium ; quinze sangsues à l'épigastre.)

13. — Le malade prend par cuillerée, à une heure
d'intervalle, un décigramme de tartre stibié, dissous
dans 190 grammes de petit-lait. Cette potion fatigue
extrêmement le malade ; elle produit des nausées,
une impression pénible sur l'estomac. L'absence de
tout vomissement peut être justifiée par l'adminis-
tration de la potion narcotique donnée hier et encore
aujourd'hui dans la matinée. Uue selle copieuse.

14. — Persistance de la fièvre ; soif un peu moindre ; langue moins saburrale ; douleur vive à l'abdomen ; l'érysipèle phlycténoïde a atteint d'une part
la région inguinale, et de l'autre s'est étendue jusqu'à la partie inférieure de la jambe. Tout le membre a un volume presque double de l'état normal.
(Deux bouillons ; continuation de la même tisane.)
Le membre est soumis à des lotions avec une solution
de 2 grammes de tartre stibié et de 5 décigrammes
d'opium dans un litre d'eau. Cataplasmes laudanisés
sur l'abdomen.

15. — L'abdomen est toujours douloureux. Constipation. Tisane de chiendent édulcorée avec le sirop
d'orgeat ; lavemens purgatifs avec 3 grammes folli-
cule de séné et 32 grammes sulfate de soude.)

16. — Pouls fréquent, mais moins fort ; douleur
abdominale presque nulle ; langue légèrement noirâtre. (Tisane gommeuse édulcorée avec 32 grammes
sirop d'écorce d'orange.) Une selle diarrhéique hier
et aujourd'hui.

22. — Le malade n'accuse aucune douleur nulle
part ; il a perdu très-sensiblement de sa fraîcheur et

de son embonpoint; l'érisypèle a abandonné tout le membre inférieur gauche, mais il a envahi l'abdomen presque entier et le tiers supérieur de la cuisse droite. (Potion avec 2 grammes extrait de quinquina et un décigramme extrait gommeux d'opium.)

24. — Le malade est plus tranquille et témoigne de l'appétit. Le volume du membre a sensiblement diminué. (Suspension de la potion avec le quinquina.)

26. — L'érysipèle n'a pas fait de progrès vers le bas de la cuisse droite, et ne s'est pas encore effacé à l'abdomen. Pour favoriser sa marche descendante, un sinapisme est placé au genou gauche. Le soir même, nous reconnaissons que l'érysipèle s'est un peu propagé du côté de cette articulation. Un nouvel érysipèle, accompagné de phlyctènes, s'est déclaré depuis l'épaule droite jusqu'au milieu du bras. Exacerbation habituelle de la fièvre dans l'après-midi. Langue d'une couleur rouge uniforme. (Potage; un peu de volaille.)

27. — L'érysipèle du bras droit est descendu jusqu'au coude et l'a même dépassé; celui de la cuisse droite a gagné la jambe.

30. — Amaigrissement; peau sèche et un peu terreuse. Depuis plusieurs jours, le malade ne se préoccupe que de ses alimens, se plaignant sans cesse de leur qualité, bien qu'il en use avec avidité. Fièvre peu marquée le matin, avec des exacerbations le soir, qui se prolongent toute la nuit; soif ardente continuelle, surtout la nuit; langue rosée et humide. On accorde de la bière au malade :

elle lui fait le plus grand plaisir. Suspension des
lotions avec la solution stibio-opiacée.

5 août. — La peau est constamment sèche et terreuse. Cependant, des sudamina extrèmement nombreux s'observent sur les côtés du thorax, à l'abdomen, aux plis des principales articulations. L'amaigrissement fait des progrès ; langue moins humide ;
l'appétit est vif. Le malade ne cesse de réclamer
contre les restrictions imposées à son régime. Depuis
long-temps, plusieurs selles diarrhéiques ont lieu
tous les jours. La fièvre continue avec les mèmes
paroxismes nocturnes.

11. — Marasme. Un tremulus continuel agite tout
le corps ; pouls constamment fréquent et peu déve-
loppé ; quelques divagations dans les idées. Le genou
affecté est plus tuméfié que de coutume depuis quelques jours ; on y perçoit une fluctuation manifeste.
Une ponction, pratiquée au côté interne, donne issue
à du pus mèlé à des caillots sanguins.

Le malade meurt dans la nuit du 12 août.

13 — Nécropsie à dix heures du matin.

Examen du membre. — Une longue incision, pratiquée sur la partie latérale interne du genou, nous
démontre que le tissu cellulaire extérieur à la capsule fibreuse articulaire, et que cette capsule elle-mème
sont exempts d'altération ; mais en ouvrant cette capsule, on fait sortir une vaste collection de caillots
sanguins, entremêlés d'un liquide rougeâtre. Cette
collection, dont l'origine remonte évidemment au
moment du traumatisme, distend énormément le

grand cul-de-sac formé par le prolongement de la membrane synoviale en dessous du muscle quadriceps fémoral ; elle l'a même déchiré de manière à se porter assez haut entre ce muscle et le fémur. La face interne du cul-de-sac indiqué est d'un noir verdâtre. Le tendon du droit antérieur de la cuisse et le ligament rotulien ont conservé leur aspect ordinaire et leurs connexions avec la rotule. Les ligamens latéraux externe et interne sont disséqués et trouvés intacts ; il n'en est pas de même du ligament croisé antérieur, qui est déchiré vers le milieu de son trajet dans une partie de son épaisseur.

Les surfaces cartilagineuses de la poulie intercondylienne, de la face postérieure de la rotule, de la plate-forme du tibia, sont remarquables par l'uniformité de leur teinte garance, sans altération phlegmasique de leur tissu, qui conserve la même couleur dans toute son épaisseur. Les fibro-cartilages semi-lumaires n'ont que leur rebord concentrique pénétré de cette véritable imbibition sanguine. Il n'y a que les prolongemens de la synoviale sur les ligamens croisés, et celui qui existe en dessous de la rotule, sous le nom de ligament adipeux, qui offrent des traces d'inflammation, des concrétions pseudo-membraneuses irrégulières et colorées en rouge.

Enfin nous constatons une fracture très-oblique du fémur, deux pouces au-dessus de l'article, avec un chevauchement tel, que le fragment supérieur descend de près de deux pouces dans le creux poplité. Les bouts de ces fragmens, dont le périoste est décollé, sont remplis par une végétation vasculaire très-rouge. Le canal médullaire du fragment supérieur contient un peu de sanie purulente. L'artère et la veine poplitée sont exemptes d'altération.

Poitrine. — Les deux poumons sont parsemés à leur surface ou à une petite profondeur de tuberculeuses jaunes de diverses dimensions et tous solides (Abcès tuberculeux passés à l'état concret).

L'abdomen n'a présenté de remarquable qu'un ramollissement très-prononcé du foie, dont la couleur était d'un vert olive foncé.

SEPTIÈME OBSERVATION.

Fracture oblique de l'extrémité supérieure du tibia droit. — Delirium tremens. — Mort. — Nécropsie.

Jean Journiac, âgé de trente-trois ans, portefaix, d'un tempérament bilioso-sanguin, est apporté à l'Hôtel-Dieu Saint-André, dans la matinée du 19 avril 1839 : pendant la nuit précédente, il a eu la jambe droite fortement contuse par le passage d'une roue de voiture. Cet homme, habituellement adonné aux boissons alcooliques, se trouvait ivre au moment de l'accident. La jambe droite est extrêmement tuméfiée dans toute sa longueur ; le malade peut sans inconvénient la tenir soulevée en l'abandonnant à son propre poids, ce qui rend obscures les premières recherches pour reconnaître une fracture. Cependant, en relevant le talon, on voit plier un peu le tibia dans la partie supérieure, non loin du

genou, dont la membrane synoviale est considéra-
blament distendue. Température du corps un peu
abaissée ; pouls concentré ; aussi la saignée n'est-elle
pas pratiquée : on se contente de poser quarante sangsues sur la jambe. Potion calmante. La journée se
passe assez bien ; quelques soubresauts dans les
membres inférieurs se font parfois remarquer.

20. — Pouls relevé et fréquent ; l'application de
sangsues faite la veille a déterminé un soulagement
immédiat : vingt autres sont prescrites pour être
posées au genou correspondant. Dans l'après-midi,
une exaltation dans les idées commence à se mani-
fester. (Limonade avec trente-deux grammes crême
de tartre.) Un grand cataplasme couvre la jambe
et le genou.

21. — Délire extrêmement loquace pendant la nuit :
le malade s'est levé debout sur son lit à diverses reprises. Le délire se manifeste à des intervalles très-
rapprochés pendant le jour; on le suspend en quelque
sorte à volonté lorsqu'on fixe les idées du malade sur
les personnes et les choses qui l'entourent. La jambe
est enveloppée par des bandelettes de Scultet, constamment arrosées d'eau froide. — Saignée du bras
le matin. — Le soir, huit sangsues de chaque côté
du cou.

22. — Mêmes remarques qu'hier. La face a pris
un teint jaune paille bien différent de l'ictère ; le
pouls est fréquent et assez vif. Souvent on surprend
le malade assoupi et ayant la tête renversée en arrière. Tremulus continuel de tout le corps. Langue

brunâtre et sèche. Le delirium tremens se prononce de plus en plus. (Potion avec un décigramme extrait de belladone et cinq centigrammes acétate de morphine.)

23. — Malgré l'exaltation des idées qui s'est fait remarquer comme d'habitude pendant la nuit , le malade a les idées assez justes pendant toute la matinée, tourne en dérision et reconnaît lui-même les folies dont il a été auteur involontaire. L'assoupissement est moins fréquent ; le délire se renouvelle le soir. (Potion *ut suprà*.)

24 et 25. — Délire continuel ; soubresauts des tendons. Mort dans la nuit du 25.

Nécropsie le 26 , à onze heures de la nuit.

Les muscles de la jambe droite , ceux du mollet principalement, épaissis et compacts , laissent ruisseler par les tranches divisées un liquide jaune-rougeâtre : on croirait presque avoir affaire à un tissu pulmonaire frappé d'hépatisation jaune.

L'extrémité supérieure du tibia présente une fracture oblique du haut en bas et de dehors en dedans ; elle commence à la limite externe du condyle externe de cet os, et se termine à un pouce et demi au-dessous de la tubérosité interne. Le périoste recouvrant les fragmens était conservé ; il a fallu le disséquer pour séparer les fragmens. Avant cette dissection , ils se maintenaient en rapport, même en soulevant la jambe du cadavre par le talon. Le péroné n'avait reçu aucune atteinte , pas plus que la rotule et le fémur.

Malgré l'extrême voisinage de la fracture , la

plate-forme articulaire du tibia est à l'état normal ;
les cartilages et fibro-cartilages sont blancs et res-
plendissans , de même que les croûtes cartilagineuses des condyles du fémur et de la face postérieure de
la rotule. L'épanchement qui avait été observé pendant la vie dans la capsule synoviale avait complètement disparu. Seulement il existait une ecchymose
considérable dans le tissu cellulaire dont est rempli
l'infundibulum synovial, appelé ligament adipeux.

Les veines superficielles et profondes de tout le
membre étaient exemptes d'altérations.

Crâne. — Peu de sérosité dans l'arachnoïde cérébrale et ventriculaire ; belle consistance de la masse
encéphalique.

Poitrine. — Les deux poumons adhèrent aux plè-
vres costales par d'anciennes adhérences ; tous deux
sont crépitans et à l'état normal.

Abdomen. — Le tube intestinal , le foie, la rate
qui est fort petite , sont à l'état naturel.

HUITIÈME OBSERVATION.

*Fracture d'une portion du condyle externe du fémur,
avec luxation du péroné ; fracture de la partie supérieure du tibia ; vaste plaie à la jambe et au
jarret ; amputation de la cuisse. — Guérison.*

Jeanne Loubarès , âgée de huit ans , était montée
sur une charrette, le 12 juin 1839, lorsque, tout-à-
coup , une secousse la fait jeter par terre, et une
roue lui passe sur la jambe gauche. Elle est transpor-

tée à l'hôpital Saint-André le soir du même jour.
Une vaste plaie règne sur toute l'étendue de la région
interne de la jambe ; la face correspondante du tibia
est à nu ; il en est de même des muscles, qui sont
préservés de toute contusion. Au premier aspect,
on dirait une énorme perte de substance de la peau ;
mais, en saisissant le bord de la peau correspondant
au milieu du triceps sural, on la ramène facilement
jusqu'au contact avec la lèvre opposée, répondant au
bord antérieur du tibia. Ainsi, les deux lèvres sem-
blent avoir été divisées par un coup de bistouri très-
net, et on aurait pu, à l'aide de points de suture,
recouvrir exactement les muscles et l'os. La plaie,
en outre, s'étend jusqu'au jarret, qu'elle contourne
en arrière. Le genou est tuméfié ; la partie supérieure du péroné a été enlevée à son articulation, en
entraînant une lame du condyle externe du fémur ;
fracture oblique du tibia à la réunion des trois
quarts inférieurs avec le supérieur ; le fragment supérieur est en outre fendu verticalement. La malade
est dans un état très-prononcé de stupeur ; sa température est peu élevée.

L'amputation de la cuisse est pratiquée, deux
heures après l'entrée de la malade, par M. Chaumet.
Elle a été supportée sans beaucoup de manifestation
de douleur, et n'a offert rien de remarquable. Potion
calmante. L'examen du membre, à part les particu-
larités déjà notées, nous a montré l'artère tibiale
postérieure ecchymosée depuis son origine jusqu'à
deux pouces plus bas : cette ecchymose était for-

mée, comme l'a prouvé la dissection, par une extra-
vasion de sang dans la tunique celluleuse décollée,
à travers une rupture circulaire des membranes interne et moyenne analogue à celle que produisent
les ligatures.

La réunion de la plaie du moignon avait été
faite au moyen de bandelettes agglutinatives. Dès le
premier pansement, l'adhésion était établie dans les
deux tiers de son étendue. Au dixième jour, la cicatrisation était complète. Aucune réaction fébrile notable n'avait été remarquée.

—

III. FRACTURES DU COUDE-PIED.

NEUVIÈME OBSERVATION.

*Fracture sus-malléolaire du tibia droit, avec lésion de
l'artère tibiale postérieure, et division du tendon du
jambier postérieur. — Résection du fragment supérieur, ligature du vaisseau et suture du tendon. —
Délire nerveux. — Mort. — Nécropsie.*

Hamon (Pierre), de Léognan (Gironde), maçon,
âgé de trente-quatre ans, d'un tempérament ro-
buste et sanguin, fit une chute, le 26 avril 1839,
pendant qu'il soutenait sur le dos une très-lourde
pierre. La jambe droite porta violemment contre le
sol, en rencontrant le tranchant d'une hache : il
en résulta une plaie transversale, située à deux travers de doigt au-dessus de la malléole interne, et
s'étendant jusqu'au tendon d'Achille. Une hémor-

rhagie artérielle se fit jour immédiatement par la plaie. Le malade est transporté à l'hôpital Saint-André le même jour. Les lèvres de la plaie indiquée sont écartées par des caillots d'un sang vermeil, donnant parfois passage à un véritable jet de sang artériel. Une compression est établie sur l'artère fémorale; il est bientôt facile de constater une fracture très-oblique du tibia, se dirigeant de haut en bas et de dehors en dedans, de telle sorte que le fragment supérieur forme une épine prismatique très-acérée ; une esquille a été rencontrée dans l'épaisseur des chairs. La lèvre supérieure de la plaie est disséquée de manière à découvrir le fragment supérieur dans l'étendue de plus d'un pouce ; puis, une plaque mince de bois est engagée de bas en haut, en la faisant passer sous l'extrémité relevée du fragment, et celui-ci est scié transversalement à sa base. On procède ensuite à la ligature de la tibiale postérieure. Une incision verticale d'environ deux pouces d'étendue , convenablement distante du bord interne du tibia, vient se confondre en bas avec la plaie transversale déjà existante, de manière à former deux lambeaux de peau triangulaires. Leur dissection montre le tendon du jambier postérieur divisé transversalement au niveau de la plaie transversale des tégumens. Le bout supérieur du vaisseau est isolé des cordons satellites , soulevé par la sonde cannelée, et étreint par une ligature. Une nouvelle incision verticale, placée un peu plus en arrière que la première par rapport à la malléole, vient se confondre encore en haut avec la plaie transversale. On

arrive par ce moyen à la rencontre du bout inférieur
du vaisseau, qui est lié à son tour. Enfin, il a fallu
s'occuper de la division du tendon du muscle jambier postérieur, et chercher à réunir, s'il était possible, les deux bouts. Cette tentative était rendue difficile par leur écartement de plus d'un pouce. Une
aiguille fine courbe, armée d'un fil de soie, a fait passer successivement deux points de suture dans le
bout supérieur, et puis dans le bout inférieur du
tendon. Pendant que les mains d'un aide, appliquées
sur chacun des bouts dans l'intention de les rapprocher, favorisaient la traction opérée par les fils, le
point de contact a eu lieu, et les nœuds ont été faits.

Le pansement a consisté en compresses fenêtrées
enduites de cérat; charpie et compresses imbibées
d'eau froide; puis, la jambe a été mise dans un appareil ordinaire de fracture très-médiocrement serré.
Des arrosages fréquens ont eu lieu dans la journée
avec une solution de 5 décigrammes d'opium sur un
litre d'eau. — Potion calmante.

Le malade a peu souffert dans la soirée; il a som-
meillé; le pouls n'a pas été assez élevé pour exiger
la saignée du bras.

27. — Calme dans la journée, interrompu seulement à intervalles par des tiraillemens incommodes
à l'endroit de la fracture. Le soir, pouls un peu relevé, face injectée, céphalalgie. — Saignée du
bras. — Potion calmante. — Continuation des irri-
gations avec la solution opiacée.

28. — Dans la nuit, il y a eu par momens de l'agi-

tation et du délire ; le matin , commencement de stupeur ; réponses justes , mais lentes ; pouls vibrant ; langue blanchâtre. Le tartre stibié , à la dose de 4 décigrammes dans 128 grammes d'eau de tilleul , édulcorés avec 32 grammes sirop diacode , est administré en quatre prises , à deux heures d'intervalle. Elles n'ont occasionné aucun vomissement ; mais la quatrième a été suivie de déjections alvines très-copieuses. Prostration des forces, découragement.

29. — Nuit très-agitée ; plusieurs fois , le malade a cherché à enlever son appareil ; il est très-abattu ; il répond à peine aux questions qu'on lui adresse. Le tartre stibié , à hautes doses, a été de nouveau administré et cette fois toléré. Pouls petit, concentré, température peu élevée. Vers cinq heures du soir , agitation très-grande. Mort. Le malade n'a éprouvé ni tremulus général ni soubresauts des tendons.

30. — Nécropsie à dix heures du matin.

Les muscles avoisinant la fracture du tibia sont très-injectés, mais sans vestige de suppuration. Les deux bouts du jambier postérieur ont été déchirés par les points de suture , et sont écartés.

Les membranes du cerveau n'offrent rien d'anormal ; il en est de même de la substance cérébrale, qui a une très-belle consistance partout.

La poitrine et l'abdomen n'ont pu être ouverts.

Luxation complète du pied gauche, avec fracture sus-malléolaire du péroné, et dénudation d'une assez grand étendue de la jambe. — Guérison. — Plus tard, section du tendon d'Achille au pied droit. — Hydrocéphalite. — Mort.

Bertrand Ducos, de Bordeaux, âgé de quatre ans, s'amusait, le 7 septembre 1839, à monter sur l'extrémité d'une longue poutre traînée sur un chariot. Par l'effet d'une secousse il perd l'équilibre, et la poutre vient contondre violemment sa jambe gauche appuyée contre le sol. On le transporte aussitôt à l'Hôtel-Dieu Saint-André ; il était huit heures du soir. La jambe du malade est dans un état effroyable. La peau a été enlevée sur toute la moitié inférieure de sa face externe ; les muscles jambier antérieur, extenseurs des orteils et péronier sont contus et déchirés dans l'aire de cette dénudation. Le tibia est à découvert dans la même étendue ; son extrémité inférieure a abandonné complètement la poulie astragalienne, pour se porter en avant et en dehors. Le pied est flottant et tourné sens devant derrière. Le péroné est fracturé obliquement en dessus de la malléole. Aucun vaisseau artériel ne donne du sang. L'amputation immédiate semble au premier coup-d'œil le seul parti qu'il y ait à prendre. Mon premier soin est de rendre au pied sa direction naturelle, et de remettre l'astragale dans sa mortaise : j'y parviens assez facilement à l'aide de tractions convenables, et dès-lors la restitution de la conformation des parties me donne des idées moins défavorables sur les circonstances de ce terrible accident. Des compresses trempées dans l'eau froide sont maintenues appliquées sur toute la plaie ; la jambe et le pied sont encaissés dans un appareil de fracture médiocrement serré et adapté aux exigences particulières du cas. — Potion calmante.

Le même système de pansement et d'irrigation avec l'eau froide est continué les jours suivans. M. le docteur Puydebat, alors de service, partage mon opinion sur la possibilité de la conservation de la jambe. Du reste, peu de réaction fébrile et peu de douleurs.

Le 10 septembre, l'appareil est enlevé pour visiter la plaie. Elle est recouverte de bourgeons garnis à leur surface d'une couche de détritus jaune en forme de bouillie. Même pansement.

13 septembre. — Le pus apparaît pour la première fois ; il est abondant et de bonne nature. Les bourgeons de la plaie sont d'une couleur vermeille ; il n'y reste que quelques rudimens de la matière jaune mentionnée. Un linge fenêtré enduit de cérat est placé sur la plaie. — Gàteau de charpie ; compresses et bandages *ut suprà*. Le malade dort bien et a de l'appétit ; la fièvre n'a pas encore paru

18. — La suppuration continue d'être abondante ; la pointe du fragment supérieur du péroné, de couleur grisàtre, fait plus de saillie que d'habitude ; elle est ramenée dans sa position. La matière jaune qui souillait les plaies a complètement disparu.

13 octobre. — Les pansemens n'ont été renouve-

lés que tous les trois ou quatre jours, malgré l'abondance de la suppuration, afin d'éviter des mouvemens trop fréquens. Les bourgeons de la partie inférieure de la plaie sont tuméfiés, pâles, *œdématiés* ; on
les touche avec le nitrate d'argent.

16. — Les bourgeons touchés par le caustique sont
déjà presque tout-à-fait réprimés. Deux bandelettes
agglutinatives sont apposées circulairement, de manière à les comprimer légèrement. Deux autres bandelettes sont pareillement placées à la partie supérieure de la plaie où les bourgeons sont devenus rosés
et mollasses. La pointe nécrosée du fragment supérieur du péroné est ébranlée et détachée. Le pansement est terminé avec le linge fenêtré, la charpie et
le bandage roulé.

20. — Les bandelettes de toile-Dieu ont été enle-
vées et supprimées, à cause de l'irritation locale et
de la réaction fébrile qu'elles occasionnaient.

27 novembre. — Ce n'est qu'après beaucoup de
cautérisations légères avec le nitrate d'argent que l'on
est enfin parvenu à dompter les bourgeons charnus
et à terminer la cicatrisation de la plaie. Le pied est
très-régulièremeut enchâssé à angle droit dans la
mortaise jambière. Le petit malade se lève et marche
à l'aide d'une petite canne avec une pétulance extrême ; il marcherait bien mieux encore si le pied
droit n'était équin.

Dans le mois de janvier 1840, la section du tendon
d'Achille avait été opérée par M. Chaumet, et le pied
avait subi avec le temps des modifications avantageu-

ses, qui rendaient la marche et même la course entièrement facile, lorsque, le 29 mai suivant, Ducos
est atteint subitement de symptômes d'hydrencéphale
aigu. Accablement, fièvre ; céphalalgie indiquée par
l'action de porter souvent la main à la tête ; cri hy-
drencéphalique ; tendance continuelle à fermer les
paupières, quand on l'éveille de son coma ; absence
presque complète de toute relation cérébrale avec
l'extérieur, etc. Malgré le traitement le plus énergique, le calomel, les sinapismes, les vésicatoires successivement appliqués aux membres inférieurs, aux
supérieurs, à la calotte crânienne, l'enfant a succombé le 10 juin 1840.

La nécropsie a démontré, en outre d'un développe-
ment considérable du cerveau, une quantité énorme
de sérosité limpide et incolore qui distendait tous les
ventricules cérébraux ; l'arachnoïde cérébrale ne con-
tenait rien, par suite de l'application immédiate de
ses feuillets rapprochés par le soulèvement de la masse
cérébrale ; celle-ci avait du reste une belle consistance
et une blancheur remarquable. Quelques vers lom-
brics ont été rencontrés dans l'intestin grêle. Les
autres organes n'avaient aucune lésion appréciable.

ONZIÈME OBSERVATION.

*Fracture malléolaire des tibia et péroné droits, avec
luxation incomplète du pied. — Délire nerveux. —
Guérison.*

Correyon (Robert), de Soubrie (Landes), portefaix, âgé de cinquante-deux ans, est reçu à l'Hôtel-Dieu Saint-André le 20 juillet 1839.

Le même jour, en aidant à transporter un gouvernail de navire, il est tombé ; le gouvernail est venu heurter violemment le côté externe du coude-pied droit, dont le côté opposé reposait sur le sol. Voilà ce qui résulte du récit un peu embrouillé du malade, dont l'intelligence est obtuse. L'examen du coude-pied nous fait reconnaître tout d'abord une luxation. Il y a rotation manifeste du pied en dedans, en sorte que l'axe représenté par la crête tibiale va se confondre avec celui du premier orteil, au lieu de correspondre à celui du troisième. Il existe un grand écartement entre les deux malléoles. Le cinquième inférieur du péroné représente une courbe très-prononcée, dont le centre correspond à une fracture évidente. La malléole interne forme une saillie considérable, de manière que, sous elle, on rencontre une dépression demi-circulaire fort prononcée. En palpant avec soin, on reconnaît une fracture transversale de la malléole au niveau de la surface plane articulaire du tibia, autrement dit à sa base ; on sent le rebord tranchant du fragment supérieur. J'essaie d'opérer la réduction, mais elle est contrariée fortement par la résistance musculaire, et j'y renonce. (Saignée. — Potion calmante. — Compresse d'eau-de-vie camphrée.) Il n'y a ni rougeur ni ecchymoses.

Le lendemain, 21 juillet, vingt sangsues autour de l'articulation malade.

22. — Autre application de sangsues. — Cataplasmes.

23. — Des manœuvres nouvelles parviennent assez bien à remettre les os en place. — Appareil provisoire de contention.

24. — Pendant la nuit dernière , tout-à-coup le délire s'est déclaré; le malade a poussé des cris , a parlé , et a incommodé par son tapage tous les voisins. Ce matin , ses idées ne sont pas bien nettes. — On nous raconte que cet homme avait l'habitude de se livrer aux boissons. (Saignée du bras.) —Dans l'après-midi , tout l'appareil est défait par le malade , qui tient les propos les plus désordonnés et les plus extravagans. Son œil est vif , sa parole forte ; mais il n'a pas la moindre fièvre. (Gilet de force. — Potion calmante.)

24. — Quels que soient les soins avec lesquels on a fixé la jambe par un appareil de Scultet, le malade est parvenu à fléchir le genou ; dans ses mouvemens brusques , il contond de mille manières sa jambe , malgré l'appareil qui l'emprisonne et les draps qui l'assujettissent en travers du lit. Toute la journée , le malade ne cesse de débiter des choses extravagantes et sans suite ; il parle souvent de ses occupations particulières , de son chantier, etc. (Dix sangsues de chaque côté du cou.)

25. — On maintient le gilet de force , bien qu'il demande sans cesse depuis son délire des couteaux pour couper les liens. Il persiste dans la même incohérence de propos , la même confusion de person-

nes. (Potion avec 32 grammes sirop de morphine.)
Il fatigue toujours la jambe malade, qui lui paraît
complètement insensible.

26. — Un peu plus de calme, mais le pouls
s'est maintenu fort tranquille, et la température
naturelle. On ôte le gilet de force.

27. — L'appareil ordinaire de fracture, avec trois
attelles en bois, est appliqué à la jambe; il existe une
petite élévation fluctuante au niveau de la malléole
interne.

1er août. — Depuis la cessation du délire, il y a eu
calme parfait ; la moindre agitation fébrile ne s'est
pas manifestée. Je suis étonné de l'impassibilité du
malade, de son appétit excellent, ainsi que du bon
état de son moral. Cependant, aujourd'hui, pour
la première fois, il accuse une légère douleur à
l'endroit où nous avons constaté une petite collection.

Depuis cette époque, le calme n'a cessé d'être parfait; l'appareil a été renouvelé deux fois ; les deux
fractures se sont réunies sans laisser difformité ni
gêne dans les mouvemens de l'articulation tibio-tar-
sienne. L'état du malade, quand il est parti, était
au-dessus de tout ce que nous avions pu espérer au
début.

DOUZIÈME OBSERVATION.

Fracture sus-malléolaire du tibia gauche ; résection
d'un fragment ; guérison.

Jeanne Maurat, âgée de quarante ans, est reçue
à l'Hôtel-Dieu Saint-André le 15 juin 1839, pour

une fracture à la jambc gauche, qu'elle s'était faite en tombant du haut d'un cerisier. Le tibia était cassé à un pouce au-dessus de la malléole ; dans cet endroit, et sur toute la largeur de la face interne de la jambe, existait une plaie demi-circulaire à concavité supérieure, dont les bords étaient extrêmement écartés par l'issue du fragment supérieur, dans l'étendue de près d'un pouce. Malgré les plus fortes tractions exercées sur le pied, il est impossible de faire rentrer le fragment dans la plaie. Les deux lèvres de celle-ci sont convenablement débridées, et il devient nécessaire de pratiquer la résection de toute la portion sortante du fragment. La plaie est convenablement pansée, et la jambe mise dans un appareil fréquemment arrosé d'eau froide. Aucune réaction fébrile ne s'est manifestée ; des bourgeons de bonne nature se sont développés ; au bout du quarantième jour, la cicatrice était fermée ; la malade a pu, au bout du soixante-dixième jour, se livrer à la marche.

TREIZIÈME OBSERVATION.

Fracture malléolaire du tibia et du péroné de la jambe gauche ; délire nerveux ; résection d'un des fragmens ; phlébite ; mort.

Marie Capdeville, âgée de cinquante ans, se fracture le tibia et le péroné de la jambe gauche, qui s'était engagée sous elle dans une chute sur le pavé. Elle est admise à l'hôpital Saint-André, le 8 janvier 1839, quelques heures après l'accident. Malgré l'é-

panchement considérable de sang qui s'est fait dans
la région blessée, on peut s'assurer que la malléole
tibiale est cassée à sa base, et que pareille chose est
arrivée à la malléole péronière. L'astragale n'a que
des rapports incomplets avec la mortaise jambière.
La réduction et la contention sont pratiquées sur-
le-champ; mais le même jour, la malade, en proie
à un commencement de délire nerveux, défait à plusieurs reprises l'appareil. (Potion calmante.)

12. — Un appareil amidoné est employé pour
remplacer l'autre, que la malade dérange à chaque
instant avec beaucoup trop de facilité. Elle se lève,
marche, foule son pied, comme s'il n'y avait aucun
mal. (Diète ; une saignée ; plusieurs applications de
sangsues au cou ont été pratiquées ; une potion fortement laudanisée a été administrée tous les jours.)

24. — Graduellement la malade est revenue à la
raison. L'appareil est imprégné de pus au niveau de
la fracture ; on l'enlève ; la peau qui recouvre la
malléole interne fracturée est gangrénée; le fragment
supérieur tend à faire issue à travers la plaie produite
par la gangrène : on peut distinguer le cartilage de
la poulie de l'astragale, ayant conservé sa blancheur
et son poli au milieu de la suppuration des parties
voisines. (Pansemens avec plumasseau cérate, charpie, et l'appareil de fracture ordinaire.)

Pendant les jours suivans, le fragment supérieur
du tibia tend constamment à s'échapper au-dehors
de la plaie.

31 janvier 1840. — On se décide à faire la résec-

tion de ce fragment. Deux traits de scie en V à pointe dirigée supérieurement obtiennent une section triangulaire en bec de flûte.

Les cartilages articulaires se montrent à nu aux pansemens subséquens , et après avoir conservé plusieurs jours leur aspect blanc et poli , finissent par se couvrir de bourgeons , qui remplissent de plus en plus la plaie , en donnant lieu à une suppuration de bonne nature.

Du 18 au 25 février , accès fébrile tous les jours avec soif ardente ; parfois trouble dans les idées , accablement. (Potion avec trois grammes extrait de quinquina et quatre décigrammes sulfate de quinine.)

26. — Une respiration ràlante se déclare ; mort.

Nécropsie, le 27 , à neuf heures du matin.

Examen du membre. — Veine saphène interne parfaitement saine dans toute son étendue ; mais il n'en est pas de même des veines profondes. A partir de l'endroit de la fracture , les veines tibiales postérieures contiennent une sanie rougeâtre , que l'on retrouve dans la veine poplitée et dans la veine fémorale , jusque sous l'arcade du même nom. La membrane interne de toutes les veines est d'un rouge pourpre , contrastant avec la couleur de la même tunique des veines homologues du membre opposé.

Les fractures malléolaires du périné et du tibia sont très-bien appréciées. On peut voir les deux fragmens inférieurs très-courts, retenus encore par leurs ligamens ; leurs cartilages d'incrustation sont intacts , mais leur face externe se confond en quelque sorte avec un tissu gélatino-cartilagineux de nouvelle formation. Un remplissage de même nature, mais entremêlé d'un sable calcaire, comble la cavité articulaire, mais sans être adhérent à la poulie astragalienne, qui, dénudée de son cartilage, est rugueux et ramolli à sa surface. Les fragmens du péroné sont emboîtés dans un magma de consistance presque lardacée et de nature semi-cartilagineuse.

Les poumons sont engoués de sérosité, mais n'offrent nulle part de foyer purulent. Les organes circulatoires sont à l'état normal,

Les viscères abdominaux n'ont présenté rien de notable ; le foie avait une couleur jaunâtre, mais n'était le siége d'aucune suppuration.

RÉFLEXIONS.

Sous beaucoup de rapports, les fractures des articulations mériteraient une place distinguée dans les ouvrages de monographie chirurgicale, et cependant il n'est guère que A. Cowper qui ait écrit un mémoire spécial sur ce sujet. La lecture de ce travail, fécond en observations rares et curieuses, ne m'a pas dissuadé de produire au jour celles que j'ai recueillies dans le même genre en un court espace de temps, et dont quelques-unes n'ont pas d'analogues peut-être dans les recueils les plus estimés.

Les articulations sont composées d'élémens si variés, que dans les troubles violens que déterminent les traumatismes, la douleur, le gonflement, les épanchemens sanguins extérieurs à la membrane synoviale, ou renfermés en elle-même, sont éminemment propres à masquer ou à dénaturer les signes qui peuvent faire distinguer une fracture d'une luxation; dans les deux cas, en effet, il y a raccourcissement et déformation du membre, au voisinage de l'articulation ou à son niveau. La crépitation peut rester long-temps ignorée, surtout si l'article est entouré de masses musculaires considérables. L'embarras augmente souvent, s'il y a fracture et luxation à la fois, etc.

C'est surtout dans les fractures du coude que l'on peut apprécier les difficultés nombreuses du diagnostic, et cette occasion n'arrive que trop fréquemment. En effet, le coude, par sa configuration, par l'importance du rôle qu'il joue dans les fonctions du membre supérieur, par le nombre des éminences et des cavités qui s'emboîtent réciproquement, par les saillies multipliées dont il est hérissé, par la manière enfin dont se trouvent groupés les faisceaux musculaires, est exposé à une foule de lésions traumatiques. Toutes les fois que le corps, perdant subitement l'équilibre, tend à chuter violemment contre le sol, un instinct de conservation nous fait aussitôt servir du coude comme d'un arc-boutant pour protéger la tête ou la poitrine, surtout si l'avant-bras n'a pas eu le temps de se déployer pour faire remplir le même rôle à la main. L'écartement du coude et son appui sur le sol ne sont pas même indispensables pour le rendre passible des violences destinées au tronc. Combien de fois ne se trouve-t-il

pas par l'effet de sa position naturelle, engagé sous e
corps dans la chute qu'il n'a pu prévenir, de telle
sorte qu'il supporte la plus grande part de la percus-
sion du sol. Sur les côtés l'épicondyle et l'épitrochlée,
en arrière l'olécrâne se présentent naturellement à
des chocs directs et faciles ; le quart supérieur du cubitus en dessous de l'olécrâne (voir l'observation
quatrième), la même étendue de la partie supérieure
du radius, et l'extrémité articulaire inférieure de
l'humérus paraissent moins exposés à des lésions
physiques ; mais elles sont en quelque sorte iné-
vitables lorsque les inégalités du sol et le degré plus
ou moins marqué de la flexion font porter l'action
du traumatisme plus particulièrement ou exclusivement sur l'une ou l'autre de ces parties.

Il est une autre circonstance qui peut influer spé-
cialement sur la fracture de l'extrémité inférieure
de l'humérus ; c'est celle qui se trouve naturellement mise en relief par les trois premières observations : je veux parler de l'âge. On sait en effet
que dans les os longs en général, l'époque de la
réunion des extrémités épiphysaire à la diaphyse est
comprise entre quinze et vingt-cinq ans environ.
Rien n'est plus facile dès lors que de concevoir, chez
les enfans, la possibilité et même la fréquence de la
séparation des épiphyses du reste du corps de l'os
correspondant à l'occasion d'un traumatisme. A quelques mois d'intervalles, j'ai recueilli trois exemples de
désépiphysation (qu'on me pardonne cette expression
qui est peut-être un néologisme). Faut-il en conclure

que c'est un accident fréquent dans l'enfance ? Bien
que j'aie été à même de voir et de traiter en grande
partie près de trois cents fractures à l'hôpital Saint-
André depuis que j'y suis attaché , je serais tenté de
croire qu'elles sont assez rares ; mais cette rareté
pourrait tenir aussi à l'immense majorité des adul-
tes, qui sont sujets à cette classe de maladie. Les hô-
pitaux destinés à l'enfance serviraient à éclairer ces
doutes, que les auteurs de nos meilleurs traités sont
loin de pouvoir dissiper. En effet , je trouve dans
Béclard , *Anatomie générale* , page 487 , le passage
suivant : « La séparation des épiphyses a lieu dans les
» jeunes sujets , par des causes mécaniques , comme
» les fractures, et se réunit par un cal semblable. L'in-
» flammation chronique des articulations des os
» longs détermine quelquefois aussi , chez les en-
» fans ou chez les adolescens , la séparation de leurs
» épiphyses non encore réunies. *L'une et l'autre de ces*
» *deux sortes de séparations sont rares.* »

J'interroge Meckel à son tour , et voici ce que
déclare cet anatomiste, d'une érudition et d'une au-
torité si imposantes : « Quand les épiphyses ne sont
» pas encore soudées au corps de l'os, *il est très-or-*
» *dinaire* de les voir s'en détacher , soit par l'effet
» d'une lésion mécanique, soit à la suite des mala-
» dies qui détruisent le tissu des os. La guérison
» peut avoir lieu dans l'un et l'autre cas, même
» lorsqu'il n'y a pas simplement solution de conti-
» nuité, mais encore fracture avec esquilles, bri-
» sement de l'os en plusieurs pièces, et perte con-

» sidérable de substance. Les fragmens détachés se
» recollent même quelquefois, quand on les met en
» contact avec les portions saines. » (*Manuel d'anatomie*, traduction de Breschet et Jourdan, t. Ier,
page 329.)

Comment concilier deux opinions aussi opposées?
Nous aurions voulu en trouver les moyens par la
lecture de l'excellente monographie de Reichel, *De
epiphysium ab ossium diaphysi diductione* (Leipsick,
1769), si ce travail eût été à notre disposition; mais
probablement notre désir eût été déçu, puisque les
deux écrivains mentionnés citent cette monographie
sans y avoir puisé des conclusions identiques. Nous
nous demanderons enfin si la fréquence, relativement
plus grande, de la désépiphysation de l'extrémité
inférieure de l'humérus, par rapport à celle des radius et cubitus, en jugeant toujours d'après nos
propres observations, tiendrait au mécanisme de la
chute ou à la durée de l'état épiphysaire. Mais des
observations bien précises nous manquent relativement à l'époque comparative de la soudure des épiphyses dans les os longs.

On notera dans les faits que nous avons publiés
l'âge des sujets, les circonstances presque identiques
dans lesquelles la chute a eu lieu, le gonflement
articulaire qui en a été la conséquence, et les difficultés qui en ont résulté pour le diagnostic, surtout chez le nommé Grousset.

Quant au rôle que la désépiphysation a joué, il
a été extrèmement fàcheux chez la jeune Bertomieu.

La séparation de la pièce cartilagineuse articulaire de l'humérus a dû contribuer à l'impossibilité de la réduction de la luxation co-existante des deux os de l'avant-bras ; et la dispersion des fragmens au milieu des muscles contus ne pouvait qu'ajouter sin-gulièrement à l'irritation des parties et aux chances de l'inflammation. Le diagnostic a été extrêmement obscur durant les quatre premiers jours, et lors-qu'après une temporisation sagement utilisée et dont nous avons eu souvent à nous féliciter, le véritable désordre a été connu, l'amputation avait beaucoup perdu de ses chances favorables, comme l'événement l'a justifié.

Il me semble naturel d'admettre que chez Boissy la séparation de l'épiphyse n'a eu qu'une importance fort accessoire pour les indications qu'il y avait à remplir. Rien n'égale la simplicité avec laquelle l'art et l'organisme ont concouru à obtenir une bonne et rapide guérison.

Enfin, la désépiphysation a paru une circonstance favorable dans le cas de Grousset, par le mode même dont elle est arrivée. En effet, l'intégrité complète de l'épiphyse, la conservation de ses rapports avec les deux os de l'avant-bras, ont singulièrement sim-plifié les accidens ; mais il faut avouer d'une autre part que le diagnostic avait été primitivement très difficile, par la raison que l'on s'attend rarement à des lésions de ce genre. L'innocuité des effets de la fracture, par rapport au voisinage de l'articulation, est bien digne de remarque si on la compare avec ce qui s'est passé chez le nommé Pontet (cinquième observation). Le malade ayant succombé à une affection étrangère à l'accident, nous avons pu constater la formation du cal entre l'épiphyse et le reste de l'os s'exécutant d'après les mêmes lois qu'à l'ordinaire.

Les fractures des os de la jambe, près du coude-pied, ont eu généralement une solution heureuse par suite de la faible participation que les surfaces articulaires ont prise aux accidens inflammatoires, ou de l'innocuité de cette inflammation elle-même. Dans le cas de Marie Capdeville, la mise à nu de la poulie astragalienne et de sa mortaise, consécutivement à l'ulcération gangréneuse des parties molles sur le côté interne et à la résection d'un fragment du tibia, n'aurait pas été un obstacle à une terminaison favorable, si la phlébite n'était venue tont-à-coup renverser les plus légitimes espérances. Mais l'observation la plus remarquable, sans contredit, est celle de l'enfant Ducos : à l'aspect de cette luxation complète du pied avec dénudation des tégumens dans une grande étendue, il était difficile de ne pas se rappeler la sentence adoptée par J.-L. Petit, sur l'issue nécessairement mortelle de pareilles lésions, si l'amputation n'était pratiquée sur-le-champ. Toutefois des exceptions à cette règle avaient été reconnues par ce chirurgien célèbre ; je me chargeai avec empressement du soin d'en exhiber, s'il était possible, une nouvelle preuve. Le succès de mes efforts a trouvé un puissant auxiliaire dans l'âge du sujet ;

qui semblait devoir subir une mutilation inévitable.

Enfin , les fractures du genou ont été très-graves ,
puisque l'une d'entre elles a nécessité l'amputation,
et que les deux autres, faute d'y avoir recours, ont eu
la mort pour résultat. L'intérêt que présentent ces
faits, ressort de leur simple lecture. Quant aux indications qu'il y avait à remplir , ce sujet soulève de hautes questions de chirurgie que les limites de cet article me défendent même d'aborder.

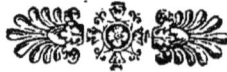

OBSERVATION

D'UNE

PLAIE TRANSVERSALE DU COU,

COMMUNIQUANT AVEC LE PHARYNX;

SUTURE HYO-LARYNGIENNE (PROCÉDÉ NOUVEAU). — GUÉRISON.

Balu (Dominique), cuisinier à bord du navire
l'*Éliza*, âgé de quarante-huit ans, d'un tempérament bilioso-nerveux, était désespéré de n'avoir
pu améliorer sa position, malgré de nombreux voya-
ges maritimes. Il s'embarque de nouveau le 8 juillet
1840; mais, toute la nuit, il est obsédé par la pen-
sée de se détruire, contre laquelle il cherche en
vain à lutter. Cédant à cette espèce de délire, il court
comme un furieux à sa malle, en retire un rasoir,
s'agenouille sur son lit, et se fait une énorme blessure au cou. Cette action se passait à quatre heures
du matin. Cinq heures s'écoulèrent sans que l'équi-
page en fût informé. Des cris plaintifs firent enfin
découvrir le malheureux cuisinier baigné dans son
sang. Il n'avait pas perdu connaissance malgré cette
abondante hémorragie. Le chirurgien du navire re-
garda la plaie comme devant nécessairement amener

la mort. Il se contenta d'appliquer un emplâtre de diachylon sur le devant du cou et de recommander l'abstinence de toute espèce de boisson. Le malade fut placé sur une chaloupe, et, dès son arrivée à Bordeaux, fut conduit à l'Hôtel-Dieu Saint-André, à cinq heures du soir.

Je me hâtai de lui donner les soins que sa position réclamait avec tant d'urgence. La plaie du cou était large et profonde , dirigée transversalement à la hauteur de l'espace hyo-thyroïdien, et s'étendait d'une carotide primitive à l'autre dans l'endroit où le vaisseau se divise en carotides externe et interne , occupant ainsi tout l'écartement supérieur des deux muscles sterno-mastoïdiens. Les lèvres supérieure et inférieure de la plaie, fortement éloignées par l'ascension de l'os hyoïde et par la rétraction du larynx vers la partie inférieure du cou, permettaient de voir l'épiglotte conservée intacte et la paroi postérieure du pharynx. Le malade était pâle , son pouls petit ; la parole s'exerçait facilement pendant la flexion du cou. Cédant à ses supplications, je lui permis d'étancher sa soif brûlante; mais à peine le liquide eut-il dépassé l'isthme du gosier, qu'il se répandit presque en totalité en dehors par la plaie avec des mouvemens convulsifs de l'appareil pharyngo-laryngien. Il importait de réunir au plus tôt cette plaie. Voici comment j'y suis parvenu , avec l'assistance de M. Levieux, interne de garde.

D'après l'expérience que j'ai acquise en pareille matière, et conformément aux idées que j'ai émises.

dans une publication récente (1), il fallait s'occuper
d'abord de reconstituer la continuité de l'appareil hyo-
laryngien, d'oblitérer ainsi le vaste hiatus formé par
l'écartement de l'os hyoïde et du cartilage thyroïde.
Cette indication, de la plus haute importance, a
été le premier objet de mes soins. Me saisissant d'une
aiguille convenablement courbée et armée d'un fil
double, je l'ai implantée immédiatement au-dessus de
l'os hyoïde, que l'indicateur et le pouce de la main
gauche tenaient abaissé. Sa pointe a été ensuite ramenée en avant, de telle sorte que l'instrument a
été entièrement dégagé de la plaie en entraînant le
fil avec lui.

Dans un second temps, l'aiguille a traversé d'arrière en avant le cartilage thyroïde, un peu au-
dessous de l'échancrure moyenne de son bord supérieur. Les deux chefs du fil ont été ensuite rapprochés et noués, emmenant jusqu'au point de contact le larynx et l'os hyoïde. Dès ce moment, les
choses ont changé de face : au lieu d'un antre pro-
fond et largement ouvert, nous n'avons eu qu'une
plaie transversale légèrement béante, les tégumens
ayant suivi le rapprochement des organes auxquels
ils étaient annexés. Je considérai comme inutiles
les deux autres points de suture qui étaient entrés
dans mon plan opératoire ; il ne s'agissait plus que

---

(1) Voyez mon second compte-rendu des maladies chirur-
gicales observées à l'Hôtel-Dieu Saint-André (service de
M. Chaumet.)

de maintenir en rapport les bords de la plaie et des
tégumens, ce qui devint facile au moyen de six
points de suture soutenus par des bandelettes agglutinatives, et laissant un point béant pour le passage
des fils de la suture profonde. Des plumasseaux de
charpie, des longuettes et des circulaires de bande
complétèrent le pansement.

La satisfaction du malade était grande. En proie
à une soif ardente, il ingéra avidement et sans obstacle les boissons qu'on lui avait jusqu'alors refusées.
Le pouls se releva, et une saignée fut pratiquée. La
nuit fut bonne.

Au *troisième* jour seulement, les pièces du pansement ont été renouvelées : les bandelettes s'étaient
un peu décollées, et l'on avait vu, pendant l'inges-
tion de tisanes ou de bouillons, quelques gouttes s'é-
chapper par la plaie.

Le *vingtième* jour, la plaie était presque entièrement réunie, et ne fournissait qu'une suppuration
à peine appréciable.

Cinq jours plus tard, l'anse de suture profonde
qui entretenait un point suppuratif a été coupée avec
des ciseaux et retirée.

Le *trentième* jour, tout était terminé. Le malade
ne se plaignait que d'un léger sentiment de gêne
pendant la déglutition, et d'une abondance inaccou-
tumée de salive. Il est sorti parfaitement guéri le 30
août 1840, plein de repentir pour l'acte dont il
s'était rendu coupable, et animé d'une vive recon-
naissance pour les soins qui l'avaient entouré.

Réflexions.

Il est surtout une circonstance dans laquelle les plaies transversales du cou offrent un aspect effrayant : c'est lorsqu'elles atteignent la membrane hyo-thyroïdienne. Cette membrane, par suite de son insertion qui a lieu à la lèvre postérieure du bord supérieur de l'os hyoïde et non au bord inférieur de celui-ci, comme on le répète généralement, est plus enfoncée que le cartilage thyroïde et l'os hyoïde auxquels elle sert d'intermédiaire ; aussi se dessine-t-elle à l'extérieur sous la forme d'une rainure demi-circulaire sur laquelle se dirigent le plus communément les instrumens tranchans dans les tentatives de suicide. D'une longueur d'environ quinze lignes, d'une texture plutôt celluleuse que fibreuse, la membrane hyo-thyroïdienne est plus épaisse et plus courte au milieu que sur les côtés. De cette dernière disposition il résulte, comme l'a fait remarquer Bichat, que lorsque dans un larynx séparé on écarte l'os hyoïde le plus possible du thyroïde, la membrane hyo-thyroïdienne détermine une disposition oblique telle, que les parties latérales et postérieures de l'os sont beaucoup plus élevées que son milieu, d'où il suit que la base de la langue à laquelle l'os hyoïde sert de support peut s'élever bien davantage sur les côtés que sur la ligne médiane, ce qui concourt à former la gouttière le long de laquelle glissent les alimens en tombant dans l'œsophage.

En avant, la membrane hyo-thyroïdienne est recouverte par une couche celluleuse dans laquelle rampent le nerf laryngé supérieur et une branche artérielle émanée de la thyroïdienne supérieure , par les muscles omo-hyoïdiens, sterno-hyoïdiens et thyro-hyoïdiens , plus superficiellement encore par l'aponévrose , le peaucier et enfin la peau. — En arrière , elle n'est séparée du pharynx que par la membrane muqueuse , et se trouve éloignée de l'épiglotte par un espace triangulaire qu'occupent la glande épiglottique et du tissu cellulaire graisseux.

Les usages de la membrane hyo-thyroïdienne sont tous de position. Elle sert à compléter la paroi antérieure du pharynx, à fixer l'os hyoïde , cette sorte d'agraffe osseuse interposée entre les muscles des deux régions sus et sous-hyoïdienne , et à l'associer à l'appareil laryngien , en rendant en quelque sorte solidaires leurs mouvemens dans les fonctions de la déglutition et de la phonation. Une membrane synoviale très-distincte , située entre la face postérieure du corps de l'os hyoïde et la partie supérieure du cartilage thyroïde , atteste les mouvemens répétés entre ces deux organes , mouvemens pendant lesquels la partie moyenne et supérieure du cartilage thyroïde vient se placer derrière l'os hyoïde.

Ces données anatomiques étant posées , qu'il advienne une plaie transversale dans la région hyo-thyroïdienne : la peau, le peaucier, les muscles sterno, thyro, omo-hyoïdiens , seront intéressés. Si la plaie pénètre dans le pharynx par la division de la membrane hyo-thyroïdienne , un écartement considérable aura lieu nécessairement entre les lèvres de la solution de continuité ; car rien ne pourra plus assujettir l'os hyoïde entraîné en haut par les muscles qui vont de la mâchoire inférieure à cet os , et cela avec d'autant plus de force que l'antagonisme des muscles abaisseurs tronqués près de leurs attaches ne saurait plus faire équilibre.

Or, il est indubitable que cette séparation violente de l'os hyoïde du larynx , en laissant un vaste hiatus par lequel l'air et les alimens peuvent aisément s'échapper au dehors , constitue le plus grand danger du genre de plaies qui nous occupe.

On a lieu d'être surpris que nul auteur, jusqu'à ce jour, n'ait saisi la véritable indication qu'il y avait à remplir, celle d'agir sur l'os hyoïde et sur le cartilage thyroïde d'une manière directe , afin d'obtenir par leur rapprochement l'occlusion exacte et solide de l'énorme brèche qui existait entre eux. Si cette condition essentielle n'est pas remplie , à quoi servent les moyens proposés par tous les auteurs et employés par la généralité des praticiens modernes ? L'art chirurgical pourra-t-il se déclarer satisfait de l'instinctive précaution de tenir la tête fléchie en avant, dans le but de rapprocher les lèvres de la solution de continuité ? A part la fatigue inévitable d'une position inamovible , on ne remplit que fort imparfaitement le but qu'on se propose. Les bords de la plaie ayant une tendance naturelle au renversement en dedans, ne manqueront pas de se désunir dans une étendue plus ou moins considérable , pour livrer pas-

sage à une partie des liquides ingérés toutes les fois
que s'exercera la déglutition, déglutition d'autant
plus imparfaite, que la partie supérieure du larynx,
en pouvant exécuter alors son mouvement ordinaire
d'élévation, faute de connexion avec l'os hyoïde, reste
exposée à la chute des liquides, et se convulse sous
leur contact. Les points de suture, si on a jugé con-
venable d'en pratiquer pour s'opposer au renversement interne des tégumens, ne résisteront pas davantage, et l'ulcération des piqûres entraînera le
plus souvent leur chute avant l'accomplissement du
travail de cicatrisation. En un mot, rien n'est plus
difficile ni plus pénible pour le malade que la guérison de sa blessure avec l'emploi des procédés ordinai-
res.

Pénétré de l'importance de rattacher l'os hyoïde
au larynx, afin de remédier à tous les inconvéniens
précités, je ne pouvais parvenir à ce résultat qu'en
les fixant au moyen d'un fil double. L'os et le cartilage fournissaient, de part et d'autre, une résistance
plus que suffisante à la traction opérée par le lien,
quelque grande qu'on la supposât. Une aiguille
courbe, armée de son fil, a été conduite d'avant en
arrière par ma main droite, en rasant le bord supérieur de l'os hyoïde, que la main gauche forçait
à descendre de la position élevée à laquelle les muscles sus-hyoïdiens l'avaient entraînée; puis la pointe
a été ramenée en avant pour transpercer, dans un
sens *postéro-antérieur*, le bord supérieur du cartilage
thyroïde. A peine les deux chefs du lien ont-ils été

liés, que le larynx et l'os hyoïde ont été attirés l'un vers l'autre, de manière à clore en un clin-d'œil, par une espèce de rideau , l'hiatus pharingo-laryngien. Une joie subite a épanoui les traits du malade : il s'est livré avec plaisir à la déglutition qui s'opérait dès ce moment sans inconvénient, et le cou n'a été astreint à aucune gêne de position. En un mot, tout allait assez bien pour ne pas songer à pratiquer de nouveaux points de suture. La réunion des parties, mécaniquement rapprochées , possédait des élémens convenables dans les débris de la membrane hyo-thyroïdienne , des muscles divisés , de la membrane muqueuse, et surtout du tissu cellulaire intermédiaire. En s'opérant d'une manière immédiate, cette réunion devait écarter les chances fâcheuses de l'inflammation. Quelquefois, en effet, la mort est provoquée par l'abondance des bourgeons charnus qui obstruent la glotte à la suite d'une plaie dont la suppuration s'est emparée (V.-G. BELL. *Cases of deseases and wounds of the larynx*, dans ses *Surgical Observations*. Londres, 1817). Enfin, un dernier avantage de la suture hyo-laryngienne consistait à donner un plan d'appui solide pour les tégumens que j'ai unis à leur tour par des points de suture, et à diminuer les chances de leur renversement au-dedans.

Il suffira, j'espère, de ce simple exposé, pour engager les praticiens à accueillir avec faveur le procédé nouveau qui a été si heureusement appliqué au suicide dont je viens de tracer l'histoire.

www.ingramcontent.com/pod-product-compliance
Lightning Source LLC
Chambersburg PA
CBHW050519210326
41520CB00012B/2366